# BEI GRIN MACHT SICH IHR WISSEN BEZAHLT

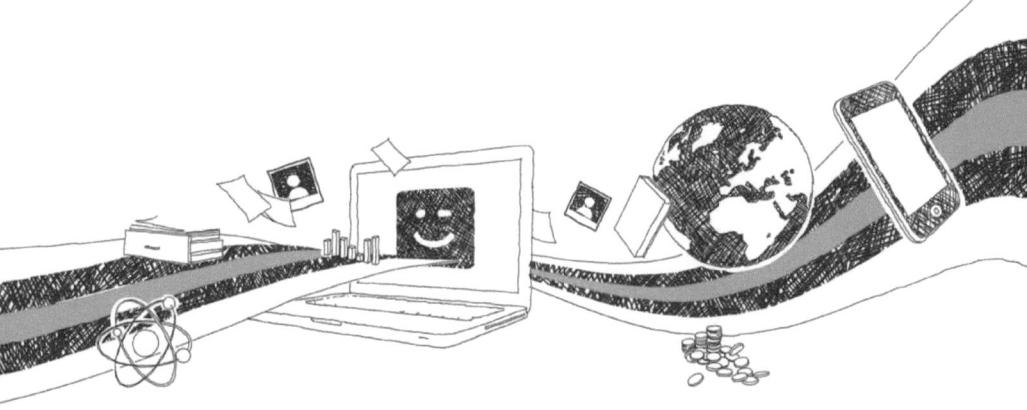

- Wir veröffentlichen Ihre Hausarbeit,
  Bachelor- und Masterarbeit

- Ihr eigenes eBook und Buch -
  weltweit in allen wichtigen Shops

- Verdienen Sie an jedem Verkauf

Jetzt bei www.GRIN.com hochladen
und kostenlos publizieren

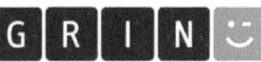

**Bibliografische Information der Deutschen Nationalbibliothek:**

Die Deutsche Bibliothek verzeichnet diese Publikation in der Deutschen National-
bibliografie; detaillierte bibliografische Daten sind im Internet über http://dnb.d-
nb.de/ abrufbar.

Dieses Werk sowie alle darin enthaltenen einzelnen Beiträge und Abbildungen
sind urheberrechtlich geschützt. Jede Verwertung, die nicht ausdrücklich vom
Urheberrechtsschutz zugelassen ist, bedarf der vorherigen Zustimmung des Verla-
ges. Das gilt insbesondere für Vervielfältigungen, Bearbeitungen, Übersetzungen,
Mikroverfilmungen, Auswertungen durch Datenbanken und für die Einspeicherung
und Verarbeitung in elektronische Systeme. Alle Rechte, auch die des auszugsweisen
Nachdrucks, der fotomechanischen Wiedergabe (einschließlich Mikrokopie) sowie
der Auswertung durch Datenbanken oder ähnliche Einrichtungen, vorbehalten.

**Impressum:**

Copyright © 2008 GRIN Verlag, Open Publishing GmbH
Druck und Bindung: Books on Demand GmbH, Norderstedt Germany
ISBN: 9783640141432

Christine Bönig

# Die HPV-Impfung zur Prävention von Gebärmutterhals-krebs

GRIN Verlag

**GRIN - Your knowledge has value**

Der GRIN Verlag publiziert seit 1998 wissenschaftliche Arbeiten von Studenten, Hochschullehrern und anderen Akademikern als eBook und gedrucktes Buch. Die Verlagswebsite www.grin.com ist die ideale Plattform zur Veröffentlichung von Hausarbeiten, Abschlussarbeiten, wissenschaftlichen Aufsätzen, Dissertationen und Fachbüchern.

**Besuchen Sie uns im Internet:**

http://www.grin.com/

http://www.facebook.com/grincom

http://www.twitter.com/grin_com

**Fachhochschule Braunschweig/Wolfenbüttel**
Standort Wolfsburg
Fachbereich Gesundheitswesen
Studiengang Krankenversicherungsmanagement

# Die HPV-Impfung

## zur Prävention von Gebärmutterhalskrebs

Studienarbeit

Bönig, Christine

Wunstorf, 03.01.2008

# Inhaltsverzeichnis

# Abkürzungsverzeichnis

| | |
|---|---|
| Abb. | Abbildung |
| AKF | Arbeitskreis Frauengesundheit |
| AOK | Allgemeine Ortskrankenkasse |
| BAnz. | Bundesanzeiger |
| ca. | circa |
| CIN | cervikale intraepitheliale Neoplasien (zervikale intraepitheliale Neoplasien) |
| d. h. | das heißt |
| EBM | einheitlicher Bewertungsmaßstab |
| G-BA | Gemeinsamer Bundesausschuss |
| GKV | gesetzliche Krankenversicherung |
| HPV | humane Papillomviren |
| HVV | Honorarverteilungsvertrag |
| IGel | individuelle Gesundheitsleistung |
| i. V. m. | in Verbindung mit |
| KBV | Kassenärztliche Bundesvereinigung |
| ml | Milliliter |
| nm | Nanometer |
| Nr. | Nummer |
| PAP-Test | Abstrichtest nach Dr. George Papanicolaou |
| SGB V | Sozialgesetzbuch Fünftes Buch |
| u. a. | unter anderem |
| USA | United States of America (Vereinigte Staaten von Amerika) |
| vgl. | vergleiche |
| WHO | World Health Organization (Weltgesundheitsorganisation) |
| WSG | Wettbewerbsstärkungsgesetz |
| z. B. | zum Beispiel |

# Tabellenverzeichnis

# 1 Einleitung

Im Oktober 2006 erhielt mit Gardasil der erste von zwei Impfstoffen gegen humane Papilomviren seine Zulassung von der Europäischen Arzneimittelbehörde und ist seitdem auch auf dem deutschen Markt erhältlich.[1] Die Impfung gegen HP-Viren ist seitdem missverständlicher- und fälschlicherweise häufig auch als Impfung gegen Gebärmutterhalskrebs in der Diskussion. Während die Pharmahersteller Merck, Sanofi Pasteur MSD und GlaxoSmithKline seit Monaten mit Plakaten in Apotheken, Handzetteln, in Rundfunk und Fernsehen sowie im Internet auf die ernsthafte Gesundheitsgefährdung durch Gebärmutterhalskrebs aufmerksam machen und ihre Produkte als zuverlässige Abhilfe bewerben, liegen nun seit Mitte 2007 erstmalig Phase-III-Studien zu der Vakzine vor.[2]

Die Ergebnisse der Studien und der belegte beziehungsweise noch fehlende Nutzen sind in der Fachwelt umstritten.

In der folgenden Arbeit werden die Chancen und Risiken sowie der ökonomische Nutzen der Impfung betrachtet. Dazu erfolgt zunächst eine Darstellung der epidemiologischen Bedeutung von Zervixkarzinomen sowie von HPV-Infektionen und deren Zusammenhang. Des Weiteren erfolgt eine Gegenüberstellung der bereits etablierten Krebsfrüherkennungsuntersuchung mit der HPV-Impfung unter Berücksichtigung der Wirkung und Verträglichkeit. Zuletzt werden die ökonomischen Aspekte, insbesondere die Kosten, betrachtet.

---

[1]Vgl. Hillemanns, P., Schneller als das Virus!, 2007, S. 8.
[2] Vgl. o. V., HPV-Impfstoff Gardasil, 2007, S. 57; vgl. o. V., Zweiter HPV-Impfstoff Cervarix, 2007, S. 102.

# 2 Epidemiologie

## 2.1 Zervixkarzinom

### 2.1.1 Zahlen und Daten

Mit einer Neuerkrankungsrate von einer halben Million Frauen jährlich ist das Zervixkarzinom das zweithäufigste Karzinom bei Frauen, wobei 80% der Diagnosen in Entwicklungsländern gestellt werden.[3] In Deutschland ist Gebärmutterhalskrebs die dritthäufigste gynäkologische Tumorerkrankung, an der jährlich etwa 6.500 Frauen neu erkranken und im Jahr 2002 1.763 Frauen verstarben.[4] Mit einem Anteil von 3,2% liegt die Inzidenz des Zervixkarzinoms in Deutschland an zehnter Stelle der Krebsneuerkrankungen und verursacht 1,76% der Krebsmortalität bei Frauen.[5] Das mittlere Erkrankungsalter beim Zervixkarzinom von 50,4 Jahren liegt ca. 19 Jahre unter dem mittleren Erkrankungsalter aller Krebserkrankungen von etwa 69 Jahren. Frauen unter 45 Jahren erkranken in Deutschland häufiger an Gebärmutterhalskrebs als an einer Krebserkrankung der Ovarien oder des Corpus uteri.[6]

Die Zervixkarzinom-Inzidenz und -Mortalität Deutschlands entspricht dem Europastandard und liegt im europäischen Vergleich im Mittelfeld. Im weltweiten Vergleich liegen die Erkrankungsraten in europäischen Ländern im unteren Drittel. Mit einer viermal höheren Inzidenz wie in Europa finden sich die höchsten Raten im südlichen und östlichen Afrika.[7]

In Deutschland[8] und Europa[9] ist seit Beginn der 1970er Jahre ein Rückgang der Inzidenz und Mortalität zu beobachten, der zeitgleich mit

---

[3] Vgl. Schneider, A. et al., Epidemiologie, [...] des Zervixkarzinoms, 1999, S. 245.
[4] Vgl. Jahn, I. et al., Gebärmuttererkrankungen, 2007, S. 12.
[5] Vgl. Claassen, M. et al., Stellungnahme des AKF zur HPV-Impfung, Stand: 05.12.2007 (Internet).
[6] Vgl. Jahn, I. et al., Gebärmuttererkrankungen, 2007, S. 10ff.
[7] Vgl. Ebd., S. 12.
[8] Vgl. Ebd., S. 12.
[9] Vgl. Groth, S., Impfung gegen HPV und gegen Gebärmutterhalskrebs, Stand: 23.10.2007 (Internet).

der Einführung des Zervixabstriches (Pap-Test) im Rahmen der Krebsfrüherkennung auftrat. Es gilt als mit relativ hoher Zuverlässigkeit belegt, dass mittels Pap-Tests Vorstufen des Gebärmutterhalskrebses diagnostiziert werden können und so das Risiko verringert wird, an dieser Krebsart zu erkranken und zu sterben.[10]


## 2.1.2 Erkrankung und Behandlung

Als Gebärmutterhalskrebs wird die maligne Veränderung der Plattenepithelien und des Cervix uteri bezeichnet,[11] die zu etwa 77% Ursache von invasiven Zervixkarzinomen sind.[12] Einen kleineren Teil der Zervixkarzinome begründen mit ca. 11%[13] die Adenokarzinome im oberen Teil des Gebärmutterhalses.[14] Fehlbildungen der Zervix und das Plattenephitelkarzinom gelten als Krebsvorstufen, die in ein invasives Zervixkarzinom übergehen können. Das ist jedoch ein langsam fortschreitender Prozess. Ein unbehandeltes Plattenepithelkarzinom entwickelt sich in 30% bis 70% der Fälle in einem Zeitraum von zehn bis zwölf Jahren zu einem invasiven Karzinom. Der Tumor breitet sich stetig vom Gebärmutterhals in das Bindegewebe neben der Zervix und die Vagina sowie sprunghaft in die nahen Lymphknoten aus. Tochtergeschwülste treten in der Regel erst relativ spät auf. Während frühe Veränderungen am Gebärmutterhals symptomfrei verlaufen, ist der Tumor beim Auftreten von Blutungen oder Schmerzen meist schon weiter fortgeschritten. Darin begründet sich die Relevanz der Früherkennungsuntersuchungen (vgl. Gliederungspunkt 2.1.3), die der Entdeckung von Krebsvorstufen dient.[15] Bei sichtbaren Tumoren erfolgt die Diagnosesicherung mittels einer Biopsie durch eine Kolposkopie. Bei einem Abstrich festgestellte Dysplasien werden je nach

[10] Vgl. Jahn, I. et al., Gebärmuttererkrankungen, 2007, S. 12.
[11] Vgl. Ebd., S. 10.
[12] Vgl. Schneider, A. et al., Epidemiologie, [...] des Zervixkarzinoms, 1999, S. 249.
[13] Vgl. Ebd., S. 249.
[14] Vgl. Jahn, I. et al., Gebärmuttererkrankungen, 2007, S. 10.
[15] Vgl. Ebd., S. 10.

Befundkonstellation und individuellem Risiko behandelt oder beobachtet.

Bei Fortbestehen von schweren Dysplasien werden zur Abklärung gezielte Gewebeentfernungen, manchmal auch eine Konisation vorgenommen. In frühen Stadien stellt dies gleichzeitig eine ausreichende Therapie dar. Liegt ein invasives Karzinom vor erfolgt eine erweiterte Operation und je nach Histologie eine Nachbestrahlung. Bei fortgeschrittenem Zervixkarzinom kann eine primäre Bestrahlung auch in kurativer Absicht eingesetzt werden. Gegebenenfalls ist eine Kombination von Bestrahlung und Chemotherapie möglich.[16]


## 2.2 HPV und der Zusammenhang mit dem Zervixkarzinom


### 2.2.1 Humane Papillomviren

Das Papillomvirus ist ein ca. 55 nm kleines Viruspartikel, das der Papovaviren-Familie angehört. Es existieren ca. 100 verschiedene HPV-Typen, die sowohl die Haut als auch die Schleimhäute infizieren können. Im Bereich des Uro-Anogenitaltrakts treten dabei ca. 40 verschiedene HPV-Typen in den Vordergrund, die aufgrund ihres onkogenen Potenzials in die zwei Gruppen Niedrigrisiko- und Hochrisiko-HPV-Typen eingeteilt werden. [17] Zu den Niedrigrisiko-HPV-Typen gehören die HPV-Typen 6, 11, 42, 43, und 44. Diese haben ein niedriges Potenzial, eine maligne Erkrankung entstehen zu lassen. Die Niedrigrisiko-HPV-Typen 6 und 11 sind die Hauptverursacher von genitalen Warzen, unter denen etwa 1% bis 2% der Bevölkerung leiden. Die Hochrisiko-HPV-Typen haben dagegen ein hohes onkogenes Potenzial. Zu den Hochrisiko-HPV-Typen zählen die HPV-Typen 16, 18, 31, 33, 35, 39, 45, 51, 52, 56, 58, 59, 68, 73, 82 und eventuell auch 26, 53 und 66. Das Risiko, bei einer persistierenden Hochrisiko-HPV-Infektion an einer prämalignen oder malignen Veränderung der Cervix

---

[16] Vgl. Jahn, I. et al., Gebärmuttererkrankungen, 2007, S. 10.
[17] Vgl. Hillemanns, P. et al., HPV-Infektion, 2007, S. 2.

uteri zu erkranken, ist statistisch sehr hoch. Die HP-Virus-Typen 16 und 18 wurden bereits 1995 von der WHO als kanzerogen für den Menschen eingestuft.[18] Diese beiden HPV-Typen sind bei 9% der HPV-Infektionen und 70% der Fälle von Gebärmutterhalskrebs nachweisbar.[19]

## 2.2.2 HPV-Infektion

Die Infektion mit humanen Papillomviren zählt weltweit zu den häufigsten sexuell übertragbaren Krankheiten. Die HP-Viren werden durch direkten Haut- oder Schleimhautkontakt übertragen. Ungefähr 70% aller sexuell aktiven Menschen durchlaufen mindestens einmal im Leben eine Infektion mit genitalen HP-Viren, meist zwischen dem 20. und 30. Lebensjahr. Bezogen auf verschiedene Bevölkerungsgruppen variiert die Prävalenz der HPV-Infektion zwischen 3% und 50% und ist von diversen Faktoren wie Alter, soziale Schicht und Kulturkreis abhängig.[20] Bezogen auf Europa liegt die Infektionsrate ohne klinisch relevante Veränderungen zwischen 16 und 33 Millionen Menschen jährlich. In Deutschland beträgt die Prävalenz der HPV-Infektion von Frauen zwischen 6,4% und 7,9%. Die meisten Infektionen verlaufen symptomfrei und heilen nach zehn bis 14 Monaten folgenlos wieder aus. In einigen Fällen kann die Infektion Genitalwarzen hervorrufen.[21] Begünstigt durch Faktoren wie hohe Geburtenzahl, Rauchen und die Langzeiteinnahme oraler Kontrazeptiva kann die Infektion jedoch gelegentlich persistieren. Ein Teil der Frauen entwickelt in der Folge dysplastische Epithelveränderungen im Bereich des Muttermundes, so genannte zervikale intraepitheliale Neoplasien (CIN), die in drei Schweregrade eingeteilt (vgl. Tabelle 1, S. 10) und als Präkanzerosen angesehen werden.[22]

---

[18] Vgl. Hillemanns, P. et al., HPV-Infektion, 2007, S. 2.
[19] Vgl. Claassen, M. et al., Stellungnahme des AKF zur HPV-Impfung, Stand: 05.12.2007 (Internet).
[20] Vgl. Hillemanns, P. et al., HPV-Infektion, 2007, S. 2.
[21] Vgl. o. V., Stellungnahme des AKF zur HPV-Impfung, Stand: 07.12.2007 (Internet).
[22] Vgl. Hillemanns, P. et al., HPV-Infektion, 2007, S. 2.

Tabelle 1: Klassifikation von Dysplasien[23]

| Histologischer Befund | Bedeutung | Empfehlung |
|---|---|---|
| CIN 1 | Geringe Zellveränderung | Kontrolle nach 6 Monaten, Behandlung nach 2 Jahren |
| CIN 2 | Mittlere Zellveränderung | Kontrolle nach 6 Monaten, Behandlung nach 1 Jahr |
| CIN 3 | Schwere Zellveränderung | Behandlung |

Eine Dysplasie entwickelt sich langsam über mehrere Jahre und es gibt eine relativ hohe Spontanheilungsrate. Beispielsweise bilden sich mittelgradige Zellveränderungen (CIN 2) in 40% der Fälle ohne Behandlung wieder zurück (vgl. Tabelle 2).[24]

Tabelle 2: Spontaner Verlauf der Zervixdysplasie ohne Therapie[25]

| | Remission | Persistenz | Progression |
|---|---|---|---|
| CIN 1 | 55% | 30% | 15% |
| CIN 2 | 40% | 30% | 20-30% |
| CIN 3 | 10% | 20-40% | 30-70% |

Bei etwa 10% der chronifizierten HPV-Infektionen schreiten milde Dysplasien (CIN 1) innerhalb von zehn Jahren zu hochgradigen Dysplasien (CIN 3) fort, die als Präkanzerose angesehen werden. Auch hier gibt es jedoch noch spontane Regressionen in bis zu 33% der Fälle. Durchschnittlich vergehen acht bis zwölf Jahre bis aus einer hochgradigen Dysplasie (CIN 3) ein invasiver Tumor entsteht.[26] Weniger als 1% der Frauen, die sich mit einem Hochrisiko-HPV infiziert haben, erkranken schließlich an Gebärmutterhalskrebs.[27]

Bei diagnostiziertem Zervixkarzinom lässt sich in 95% bis 100% der Gewebeproben Erbmaterial von HP-Viren nachweisen, was eine ursächliche Beziehung nahe legt. Ferner konnte belegt werden, dass

---

[23] Vgl. Hillemanns, P., Schneller als das Virus!, 2007, S. 20.
[24] Vgl. Hillemanns, P. et al., HPV-Infektion, 2007, S. 2.
[25] Vgl. Ebd., S. 13.
[26] Vgl. Ebd., S. 2.
[27] Vgl. o. V., Stellungnahme des AKF zur HPV-Impfung, Stand: 07.12.2007 (Internet).

Gene der HP-Viren in Tumorzellen aktiv sind. Da es jedoch auch Gebärmutterhalskrebs ohne HPV-Nachweis gibt (bei 0,3% der Krebsfälle)[28], stellen einige Expertinnen und Experten die Frage, ob nicht abnorme Zellen ein günstiges Milieu für den Befall mit HP-Viren bieten und lediglich deshalb solche Zellen enthalten.[29]

# 3 Prävention

## 3.1 Vorbemerkung

Unter gesundheitlicher Prävention werden Maßnahmen verstanden, die die Entstehung einer Erkrankung (Primärprävention) oder deren Fortschreiten (Sekundärprävention) verhindern. Zur Primärprävention gehören demnach Impfungen und ein gesundheitsbewusstes Verhalten durch Vermeiden von Risiken wie beispielsweise Rauchen, Übergewicht und Bewegungsmangel. Früherkennungsuntersuchungen sind dagegen sekundärpräventiv.[30]

Im Folgenden werden die Früherkennungsuntersuchung und die HPV-Impfung als Präventionsmöglichkeiten zur Bekämpfung beziehungsweise Vorbeugung von Gebärmutterhalskrebs gegenübergestellt. Dabei werden die Chancen und Risiken, Möglichkeiten und Grenzen kritisch dargestellt.

---

[28] Vgl. Hillemanns, P., Schneller als das Virus!, 2007, S. 4.
[29] Vgl. Hirte, M., Die HPV-Impfung, 2007, S. 26 ff.
[30] Vgl. o. V., Familienplanungsrundbrief, 2007, S. 3.

## 3.2 Früherkennung

### 3.2.1 Ziele und Anforderungskriterien

Ziele der Krebsfrüherkennung sind die Senkung der Krebsmortalität sowie im Idealfall auch die Senkung der Neuerkrankungsrate und die Verbesserung der Lebensqualität durch möglichst frühe Entdeckung und Behandlung einer Krebserkrankung beziehungsweise ihrer Vorstufen.[31] Dabei handelt es sich um Reihenuntersuchungen, zu deren qualitativen Anforderungen neben einer zentralen Koordination und Qualitätssicherung auch eine systematische Einladung der Teilnehmerinnen gehört. Ferner sind die Programme zwecks Zielkontrolle wissenschaftlich zu evaluieren und die Ergebnisse zu veröffentlichen. Das Mammografie-Screening ist die erste systematische Reihenuntersuchung, die unter Erfüllung dieser Kriterien eingeführt wurde. Alle anderen angebotenen Untersuchungen hängen von der Eigeninitiative der Patientinnen ab.[32]

Die WHO legt für Screening-Untersuchungen folgende Kriterien fest:

- Es muss ein relevantes Gesundheitsproblem für das Individuum und die Gesellschaft existieren.
- Angebot einer sinnvollen Behandlung der Erkrankung.
- Die Erkrankung verfügt über ein latentes Stadium und ist in diesem erkennbar.
- Existenz eines Screening-Tests für die Erkrankung.
- Eine frühe Behandlung ist eindeutig vorteilhaft.
- Ausgewogenes Kosten-Nutzen-Verhältnis.[33]

In Deutschland legt der Gemeinsame Bundesausschuss in den Krebsfrüherkennungs-Richtlinien fest, welche Untersuchungen unter Struktur-, Verfahrens- und Qualitätsvoraussetzungen von der gesetzlichen Krankenversicherung anzubieten sind.[34]

---

[31] Vgl. o. V., Familienplanungsrundbrief, 2007, S. 3 f.
[32] Vgl. Ebd., S. 4.
[33] Vgl. Ebd., S. 4.
[34] Vgl. Ebd., S. 4.

### 3.2.2 Leistungsumfang

In Deutschland sind Krebsfrüherkennungsuntersuchungen Bestandteil des Leistungskataloges der gesetzlichen Krankenversicherung. Das Krebsfrüherkennungsprogramm für Frauen beinhaltet, bezogen auf Krebserkrankungen der Gebärmutter bzw. der weiblichen Genitalorgane, eine jährliche Untersuchung ab dem 20. Lebensjahr.[35] Diese umfasst die folgenden Leistungen:

1. Klinische Untersuchungen
- ab dem 20. Lebensjahr:
  - gezielte Anamnese
  - Spiegeleinstellung der Portio
  - Entnahme von Untersuchungsmaterial von der Portio-Oberfläche und aus dem Zervikalkanal, in der Regel mit Hilfe von Spatel (Portio- Oberfläche) und Bürste (Zervikalkanal)
  - Fixierung des Untersuchungsmaterials für die zytologische Untersuchung
  - bimanuelle gynäkologische Untersuchung
  - Befundmitteilung (auch zur Zytologie) mit anschließender diesbezüglicher Beratung
- zusätzlich ab dem 30. Lebensjahr:
  - Abtasten der Brustdrüsen und der regionären Lymphknoten einschließlich der Anleitung zur regelmäßigen Selbstuntersuchung
- zusätzlich ab dem 50. Lebensjahr:
  - digitale Untersuchung des Rektums

2. Zytologische Untersuchung
   Die zytologische Untersuchung umfasst die Auswertung des zur zytologischen Untersuchung entnommenen Materials. Sofern der untersuchende Arzt die zytologische Untersuchung nicht selbst ausführt, sendet er das Material an einen Zytologen, der den einsendenden Arzt unterrichtet.

---

[35] Vgl. Jahn, I. et al., Gebärmuttererkrankungen, 2007, S. 25.

3. Früherkennungsuntersuchungen auf kolorektales Karzinom

- vom 50. bis zur Vollendung des 55. Lebensjahres
  - jährliche Durchführung eines Schnelltests auf occultes Blut im
    Stuhl
- ab dem 55. Lebensjahr
  - Anspruch auf zwei Koloskopien im Abstand von zehn Jahren
  - Alternativ zur Koloskopie besteht ein Anspruch auf die zweijährige
    Durchführung eines Schnelltests auf occultes Blut im Stuhl

4. Früherkennung von Brustkrebs durch Mammographie-Screening

Frauen haben ab dem 50. bis zum Ende des 70. Lebensjahres alle 24 Monate Anspruch auf eine Früherkennungsuntersuchung durch Mammographie-Screening zur Brustkrebsprävention (vgl. Abschnitt B. der Krebsfrüherkennungs-Richtlinien[36]).

### 3.2.3 Pap-Test

Insbesondere der zytologische Zervixabstrich, auch Pap-Test oder Pap-Abstrich genannt, zielt auf die Früherkennung des Gebärmutterhalskrebses. Dabei wird mit speziellen Instrumenten Zellmaterial von Ekto- und Endozervix entnommen, das auf einen Objektträger aufgetragen, in einer Alkohollösung fixiert und gefärbt wird. Anschließend wird unter einem Lichtmikroskop nach veränderten Zellen gesucht.[37] Die zytologischen Befunde werden in Deutschland nach der Münchener Nomenklatur klassifiziert (vgl. Tabelle 3, S. 15).[38]

---

[36] BAnz. Nr. 28/76 1976, in der Fassung vom 26.04.1976, zuletzt geändert durch Beschluss des G-BA vom 21.06.2007, BAnz. Nr. 194 2007 S. 7776.
[37] Vgl. Jahn, I. et al., Gebärmuttererkrankungen, 2007, S. 25.
[38] Vgl. Mittendorf, T. et al., HPV-DNA-Diagnostik zur Zervixkarzinomfrüherkennung, 2007, S. 12 ff.

**Tabelle 3: Münchener Nomenklatur II[39]**

| Gruppe | Befund | Empfehlung |
|---|---|---|
| I | Normales Zellbild | |
| II | Entzündliche, degenerative oder metaplastische Veränderungen, Hyper- und Parakeratosen | Eventuell zytologische Kontrolle |
| III | Unklarer Befund: -schwere entzündliche oder degenerative Veränderung, die eine Beurteilung zwischen gut- und bösartig nicht zulässt - auffällige Drüsenzellen, die eine Beurteilung zwischen gut- und bösartig nicht zulassen | Je nach klinischem Befund kurzfristige zytologische Kontrolle oder histologische Abklärung |
| III D | Zellen einer Dysplasie leichten bis mäßigen Grades | Kolposkopisch-zytologische Kontrolle in drei Monaten |
| IV a | Zellen einer schweren Dysplasie oder eines Carcinoma in situ | |
| IV b | Zellen einer schweren Dysplasie oder eines Carcinoma in situ, invasives Karzinom nicht auszuschließen | Kolposkopisch-zytologische Kontrolle und histologische Klärung |
| V | Zellen eines invasiven Zervixkarzinoms oder eines anderen malignen Tumors | |

Theoretisch lässt sich bei fehlerfreier Anwendung mit dem zytologischen Test eine Sensitivität von bis zu 80% erreichen. In der deutschen Praxis liegt die Sensitivität bei Routine-Abstrichen lediglich zwischen 20% und 40%. Die Qualität des Pap-Tests ist von der Entnahme der Untersuchungsproben sowie deren Verarbeitung und Untersuchung der Zytologen abhängig.[40] Auch in Österreich weisen die Abnahme und Beurteilung des Pap-Abstriches erhebliche Mängel auf. Die hauptsächlichen Ansatzpunkte zur Qualitäts- und damit zur Sensitivitätssteigerung liegen in Erhöhung der Laborqualität und der Fähigkeiten der Ärzteschaft, die Abstriche zu entnehmen.[41]

---

[39] Vgl. Mittendorf, T. et al., HPV-DNA-Diagnostik zur Zervixkarzinomfrüherkennung, 2007, S. 12.
[40] Vgl. Hillemanns, P., Schneller als das Virus!, 2007, S. 19.
[41] Vgl. Groth, S., Impfung gegen HPV und gegen Gebärmutterhalskrebs, Stand: 23.10.2007 (Internet).

15

Anzumerken ist, dass die Effizienz der Früherkennungsuntersuchung bisher in keiner randomisierten Screeningstudie belegt wurde. Untersuchungen in verschiedenen Ländern zeigten jedoch einen Zusammenhang zwischen dem Anteil der untersuchten Bevölkerung und dem Rückgang der Inzidenz und Mortalität.[42] In Deutschland gingen die Erkrankungszahlen und Todesfälle nach Einführung des Pap-Tests in den 1970er Jahren um über 60% zurück; mit einem weiter anhaltenden Abwärtstrend.[43] Erkrankten in Deutschland 1971 beispielsweise noch 35 von 100.000 Frauen an einem Zervixkarzinom, waren es 2002 12 von 100.000.[44] In Großbritannien (Inzidenz 8,2 pro 100.000) und Schweden (Inzidenz 7,7 pro 100.000) konnte gezeigt werden, dass gut organisierte Früherkennungsuntersuchungen hoch effektiv sind und dabei mit einem Dreijahresabstand auskommen. Für die einzelne Frau sinkt durch die Teilnahme das Risiko für Gebärmutterhalskrebs um über 90%.[45]

Vorteile neuerer Techniken wie z. B. der Dünnschichtpräparationen gegenüber dem Pap-Test konnten bisher nicht belegt werden, so dass eine Effektivitätssteigerung von Zervixkarzinom-Screenings im Wesentlichen durch Qualitätssicherungsmaßnahmen erwartet wird.[46] Eine weitere Reduzierung der Inzidenz könnte durch die Erweiterung der Vorsorge um einen routinemäßigen Test auf HPV-Risiko im Genitalabstrich erzielt werden.[47] Die Zulassung der HPV-Testung im Rahmen der Früherkennung der gesetzlichen Krankenversicherung wird derzeit vom gemeinsamen Bundesausschuss beraten.[48]

Um die Neuerkrankungsrate nachhaltig und weiter zu senken, muss nicht zuletzt die Inanspruchnahme gesteigert werden. Der Gesundheitsberichterstattung des Bundes zufolge nehmen Menschen unterer sozialer Schichten und Menschen mit Migrationshintergrund deutlich weniger Präventionsangebote wahr. Ferner weisen sie ein

[42] Vgl. Jahn, I. et al., Gebärmuttererkrankungen, 2007, S. 25.
[43] Vgl. Rosenbrock, R., Die HPV-Impfung, Stand: 05.12.2007 (Internet).
[44] Vgl. o. V., HPV-Impfstoff Gardasil, 2007, S. 117.
[45] Vgl. Rosenbrock, R., Die HPV-Impfung, Stand: 05.12.2007 (Internet).
[46] Vgl. Jahn, I. et al., Gebärmuttererkrankungen, 2007, S. 25.
[47] Vgl. Mittendorf, T. et al., HPV-DNA-Diagnostik zur Zervixkarzinomfrüherkennung, 2007, S. 12 ff.
[48] Vgl. Jahn, I. et al., Gebärmuttererkrankungen, 2007, S. 25.

weniger gesundheitsbewusstes Verhalten bezüglich der Risikofaktoren Tabak, Ernährung und Bewegung im Verhältnis zu Menschen der Mittel- und Oberschicht auf.[49] Während im weltweiten Vergleich die ärmeren Länder eine deutlich höhere Inzidenz aufweisen, haben in Deutschland die Frauen aus der Unterschicht ein etwa dreimal höheres Risiko, an Gebärmutterhalskrebs zu erkranken, als Frauen der Ober- und Mittelschicht. Andererseits beanspruchen Frauen aus der Ober- und Mittelschicht Früherkennungsuntersuchungen 2,5 Mal häufiger als Frauen der Unterschicht. Insgesamt unterzieht sich in Deutschland knapp die Hälfte der Frauen der für sie kostenlosen Früherkennungsuntersuchung (Großbritannien 70%), mit einem starken Abfall nach der Menopause und somit vor dem zweiten Altersgipfel der Inzidenz.[50]

Hinweise auf Nebenwirkungen oder Verletzungen aufgrund des Pap-Abstriches konnten in der Literatur nicht gefunden werden. Es gibt allerdings Angaben zum Verlust von Lebensqualität aufgrund der psychischen Belastung bei falsch positiven Abstrichergebnissen.[51]


## 3.3 HPV-Impfung


### 3.3.1 HPV-Impfstoffe

Seit September 2006 ist der erste von der Firma Merck entwickelte HPV-Impfstoff auf dem europäischen Markt. Das Präparat heißt Gardasil und wird in Europa durch das Pharmaunternehmen Sanofi Pasteur MSD angeboten und vertrieben.[52] Der Impfstoff soll gegen die HPV-Typen 6 und 11 wirken, die für die Entstehung von 90% der genitalen Warzen mitverantwortlich sind, sowie gegen die HPV-Typen 16 und 18, die bei 70% aller Gebärmutterhalskarzinome und 95% aller

---

[49] Vgl. o. V., Gesundheit in Deutschland, 2006, S. 3 ff.
[50] Vgl. Rosenbrock, R., Die HPV-Impfung, Stand: 05.12.2007 (Internet).
[51] Vgl. o. V., Familienplanungsrundbrief, 2003, S. 3 f.
[52] Vgl. o. V. HPV-Impfstoff Gardasil, 2007, S. 57.

Vulva- und Scheidenkarzinome gefunden werden.[53] Gardasil enthält virusähnliche Partikel des Hauptkapsidproteins der HPV-Typen 6, 11, 16 und 18. Diese Partikel rufen eine humorale Immunantwort hervor, enthalten allerdings keine virale DNA und sind deshalb nicht infektiös. Für eine Grundimmunisierung werden jeweils 0,5 ml an Tag eins sowie nach zwei und sechs Monaten intramuskulär injiziert. Die gleichzeitige Gabe anderer Impfstoffe wurde bisher nur für rekombinante Hepatitis-B-Impfstoffe untersucht. Diese beeinflussen die Immunantwort auf die HPV-Typen nicht. Allerdings wurden bei zeitgleicher Verabreichung beider Impfstoffe niedrigere Antikörperkonzentrationen gegen Hepatitis B beobachtet. Die klinische Relevanz dieser Befunde ist unklar.[54]

Seit Oktober 2007 wird durch den Pharmakonzern GlaxoSmithKline mit Cervarix der zweite Impfstoff gegen HP-Viren zur Vorbeugung von höhergradigen intraephithelialen Neoplasien (CIN 2 und 3) und Karzinomen des Gebärmutterhalses angeboten, soweit diese durch die HPV-Typen 16 und 18 verursacht werden. Im Gegensatz zu dem seit einem Jahr verfügbaren Impfstoff Gardasil enthält Cervarix lediglich Eiweißstrukturen der beiden onkogenen HPV-Typen 16 und 18 und schützt daher nicht vor Genitalwarzen, die überwiegend durch die in Gardasil zusätzlich enthaltenen Niedrigrisiko-Typen 6 und 11 hervorgerufen werden. Wie bei Gardasil basiert die Immunogenität von Cervarix auf virusähnlichen Partikeln des Hauptkapsidproteins des HP-Virus, die keine virale DNA enthalten und deshalb nicht infektiös sind. Diese werden bei Gardasil von Hefezellen und bei Cervarix von Insektenzellen produziert.[55] „Die Vakzine ist der erste zur Anwendung beim Menschen bestimmte Impfstoff, bei dem das so genannte Baculovirus-Expression-Vector-System[56] Verwendung findet."[57] Ferner beinhaltet sie als Adjuvans Monophosphoryl Lipid A, ein gereinigtes bakterielles Lipid, das die Immunreaktion verstärken soll und zur

---

[53] Vgl. Hillemanns, P., Schneller als das Virus!, 2007, S. 9 f.
[54] Vgl. o. V., HPV-Impfstoff Gardasil, 2006, S. 117.
[55] Vgl. o. V., Zweiter HPV-Impfstoff Cervarix, 2007, S. 101.
[56] Baculoviren sind auf bestimmte Insekten spezialisiert. Sie werden seit den 1940er Jahren als Biopestizide in Getreidefeldern eingesetzt um Schadinsekten zu dezimieren, und seit den 1990er Jahren zur Produktion von Eukaryonten-Proteinen. Dazu wird ihnen ein Gen eingeschleust, das sie zur Produktion der gewünschten Eiweiße befähigt.
[57] O. V., Zweiter HPV-Impfstoff Cervarix, 2007, S. 101.

weiteren Erhöhung der Immunogenität mit den Eiweißpartikeln an eine Aluminiumverbindung gebunden ist. Zur Grundimmunisierung werden jeweils 0,5 ml an Tag eins und nach einem sowie nach sechs Monaten intramuskulär injiziert. Es liegen keine Daten zur gleichzeitigen Anwendung mit anderen Impfstoffen vor.[58]

Während die Zulassung von Gardasil in den USA auf Mädchen und Frauen zwischen 9 und 26 Jahren begrenzt ist, darf der Impfstoff in Europa auch bei Jungen von 9 bis 15 Jahren angewendet werden.[59] Cervarix dagegen ist in Europa für Mädchen und Frauen zwischen 10 und 25 Jahren zugelassen, während der Hersteller in den USA erst im März 2007 einen Antrag auf Zulassung gestellt hat, über den voraussichtlich Anfang 2008 entschieden wird.[60]

### 3.3.2 Klinische Wirksamkeit

Im Februar 2007 hat die Ständige Impfkommission ihre Empfehlung an den Gemeinsamen Bundesausschuss zur generellen Impfung gegen HPV für Mädchen im Alter von 12 bis 17 Jahren beschlossen. Der wissenschaftlichen Begründung der Ständigen Impfkommission zufolge wurde die Wirksamkeit von Gardasil in placebokontrollierten, doppelblinden, randomisierten klinischen Studien der Phasen II und III mit über 20.000 Frauen im Alter von 16 bis 26 Jahren bewertet. Demnach lag bei HPV-negativen Testpersonen die Wirksamkeit des Impfstoffes gegen die mit den HPV-Typen 16 und 18 verbundenen CIN 1 bis 3 und Carzinoma in situ in der kombinierten Auswertung der Studien bei 95,2%. Bei einer modifizierten Probandinnengruppe, die ohne Berücksichtigung des HPV-Status vor der Impfung mindestens eine Dosis Gardasil erhalten haben, zeigte sich eine Wirksamkeit gegen CIN 1 bis 3 und Carzinoma in situ von 46,4%.[61] Die Phase II Studienergebnisse für Cervarix zeigten einen annähernd 100%igen

[58] Vgl. o. V., Zweiter HPV-Impfstoff Ceravix, 2007, S. 101 f.
[59] Vgl. o. V., HPV-Impfstoff Gardasil, 2006, S. 117.
[60] Vgl. o. V., Zweiter HPV-Impfstoff Ceravix, 2007, S. 101.
[61] Vgl. o. V., Epidemiologisches Bulletin Nr. 12, 2007, S. 99.

Schutz vor persistierenden Infektionen. Bei den (vor Impfung HPV-negativen) 560 geimpften Frauen konnte im Beobachtungszeitraum von 18 bis 27 Monaten weder eine fortbestehende Infektion mit HPV-Typen 16 oder 18 noch eine gravierende pathologische Veränderung des Gebärmutterhalses unter Nachweis der HPV-Typen 16 und 18 festgestellt werden.[62] Zur Dauer der Immunität liegen bisher Ergebnisse über drei beziehungsweise fünf Jahre vor, bei denen eine Effektivität gegen HPV-Infektionen mit 95,8% angegeben wird. Unklarheit besteht derzeit über die Mindesthöhe einer schützenden Antikörper-konzentration, der Dauer des Schutzes sowie der Notwendigkeit von Auffrischungsimpfungen. Weitere Ergebnisse zur Immunität werden allerdings aus aktuell durchgeführten Studien in Nordeuropa erwartet.[63] Hinweise, dass andere onkogene HPV-Typen die Lücke füllen könnten, die durch einen Wegfall der HPV-Typen in Folge der Impfung entsteht (Replacement) konnten bisher nicht gefunden werden. Weiter untersucht wird diese Frage im Langzeitverlauf der Future-II-Zulassungsstudie von Gardasil mit etwa 5.800 Frauen. Da der Impfstoff neu ist, werden weitere Daten u. a. zur Dauer der Immunität, zur Wirksamkeit bei jungen Frauen, zur Wirksamkeit bei bereits mit einem HPV-Typen infizierten Frauen, zur Wirksamkeit der Impfung von Jungen und Männern sowie zur Wirksamkeit auf andere im Zusammenhang mit den HPV-Typen 16 und 18 beobachteten Krebsarten für die Zukunft erwartet. Sofern diese neuen Erkenntnisse aktuellere Bewertungen ermöglichen, wird die Ständige Impfkommission die Impfempfehlung entsprechend anpassen. Aufgrund des großen öffentlichen Interesses wurde die Impfempfehlung ausnahmsweise vorab im März veröffentlicht.[64]

Für diese vorgezogene Impfempfehlung wird die Ständige Impfkommission kritisiert, da die vier Studien, die zur Zulassung von Gardasil führten, zu diesem Zeitpunkt noch nicht abgeschlossen und deren Ergebnisse unvollständig veröffentlicht waren.[65] Nach den aktuell

---

[62] Vgl. o. V., Epidemiologisches Bulletin Nr. 12, 2007, S. 99.
[63] Vgl. Ebd., S. 99.
[64] Vgl. Ebd., S. 97 ff.
[65] Vgl. Hirte, M., Die HPV-Impfung, 2007, S. 29 f.

erstmals vollständig vorliegenden Zwischenergebnissen aus den Gardasil-Zulassungsstudien Future I und II wird der Nutzen als bescheiden eingestuft. Zwar bestätigen die Auswertungen den bis zu 100%igen Schutz durch Gardasil bei Frauen zwischen 16 und 26 Jahren, die bis einen Monat nach Abschluss der Grundimmunisierung nicht mit einem im Impfstoff enthaltenen HPV-Typ infiziert sind, vor dysplastischen Veränderungen aller Schweregrade an Zervix, Vulva und Vagina sowie vor Genitalwarzen innerhalb eines mittleren Beobachtungszeitraums von drei Jahren (vgl. Tabellen 4 und 5).[66]

**Tabelle 4: Wirksamkeit von Gardasil gegen CIN und Adenokarzinome in situ[67]**

| Zervixdysplasie | FUTURE I[a] | | | FUTURE II[a] | | |
|---|---|---|---|---|---|---|
| | Rate Vakzine vs. Plazebo | | Effektivität (95% CI)[b] | Rate Vakzine vs. Plazebo | | Effektivität (95% CI)[b] |
| **assoziiert mit HPV 16 oder 18 (in FUTURE I auch HPV 6, 11)** | | | | | | |
| Per-Protokoll-Population[c] (primärer Endpunkt) | 0/2.241 | 65/2.258 | 100% (94-100) | 1/5.305 | 42/5.260 | 98% (86-100) |
| Intention-to-treat-Population[d] | 71/2.723 | 155/2.732 | 55% (40- 66) | 83/6.087 | 148/6.080 | 44% (26- 58) |
| **alle HPV-Typen** | | | | | | |
| Intention-to-treat-Population[d] | 344/2.723 | 421/2.732 | 20% (8- 31) | 219/6.087 | 266/6.080 | 17% (1- 31) |
| **alle außer HPV 16, 18 (in FUTURE I auch HPV 6, 11)[e]** | | | | | | |
| Intention-to-treat-Population[d] | 273/2.723 | 266/2.732 | | 136/6.087 | 118/6.080 | |

a  FUTURE I[b]: CIN 1 und höher, FUTURE II[b]: CIN 2 und höher     drei Impfungen innerhalb eines Jahres erhalten und nicht gegen den Prüfplan
b  vs. = versus, CI = Konfidenzintervall     verstoßen haben.
c  Frauen, die bei Studienbeginn negativ im Hinblick auf die relevanten HPV-     d  alle randomisierten Frauen
   Typen waren und bis einen Monat nach Erhalt der dritten Dosis blieben, alle     e  errechnet aus[5,6]

**Tabelle 5: Wirksamkeit von Gardasil gegen Genitalwarzen sowie CIN und Karzinome an Vulva und Vagina aus Future I[68]**

| Läsionen | Rate Vakzine vs. Plazebo | | Effektivität (95% CI)[b] |
|---|---|---|---|
| **assoziiert mit HPV 6, 11, 16, 18** | | | |
| Per-Protokoll-Popul.[c] (prim. Endp.) | 0/2.261 | 60/2.279 | 100% (94-100) |
| Intention-to-treat-Population[d] | 28/2.723 | 102/2.732 | 73% (58- 83) |
| **alle HPV-Typen** | | | |
| Intention-to-treat-Population[d] | 104/2.723 | 157/2.732 | 34% (15- 49) |
| **alle außer HPV 6, 11, 16, 18[e]** | | | |
| Intention-to-treat-Population[d] | 76/2.723 | 55/2.732 | |

Es bestätigt sich allerdings auch, dass die Impfung den natürlichen Verlauf einer bereits bestehenden, mit den HPV-Typen 6, 11, 16 oder 18 assoziierten, Infektion oder Dysplasie nicht beeinflusst und demnach

---

[66] Vgl. o. V., HPV-Impfstoff Gardasil, 2007, S. 57.
[67] Vgl. Ebd., S. 57.
[68] Vgl. Ebd., S. 58.

keinen frühen therapeutischen Effekt hat. Ferner fällt der Nutzen von Gardasil bei der Betrachtung der Gesamtzahl der Zervixdysplasien, unabhängig vom HPV-Typ, in der Gesamtgruppe der Frauen gering aus. Hieß es in ersten Veröffentlichungen noch mittel- oder hochgradige Dysplasien kommen bei geimpften im Verhältnis zu ungeimpften Frauen um 38% weniger vor, belegen aktuellere Resultate der Studien andere Werte. So kommen höhergradige Zervixdysplasien unter der Impfung insgesamt nur 17% seltener vor als unter Placebogabe, obwohl die HPV-Typen 16 und 18 für 70% dieser Veränderungen verantwortlich sein sollen (vgl. Tabelle 4, S. 21).[69]

Bei Auswertung ausschließlich hochgradiger Dysplasien (CIN 3), die sich aufgrund der geringsten Rückbildungswahrscheinlichkeit als Surrogatparameter eignen, lässt sich statistisch weder in Future II noch bei kombinierter Auswertung der vier Phase-II- und Phase-III-Studien mit mehr als 20.000 Frauen ein Nutzen der HPV-Impfung sichern.[70]

Ein möglicher Grund für diesen geringen Einfluss auf die gesamte Zervixdysplasierate liegt darin, dass die Vakzine das Fortschreiten bereits bestehender Infektionen oder Erkrankungen nicht verhindern kann. In Future II waren allerdings ca. 20% der Teilnehmerinnen bei Studienbeginn mit den HPV-Typen 16 und/oder 18 infiziert. Ferner steigt mit der Anzahl der Sexualpartner das Risiko einer HPV-Infektion und in Future II hatten 93% der Probandinnen schon einmal Geschlechtsverkehr, von denen mindestens die Hälfte lediglich einen oder zwei verschiedene Sexualpartner hatten. Frauen mit mehr als vier Sexualpartnern waren von der Studie ausgeschlossen.[71] Ein weiterer Grund wird darin gesehen, dass in Future II mit 44% eine beträchtliche Anzahl der Dysplasien in der Placebogruppe durch HPV-Typen verursacht wurden, die nicht im Impfstoff enthalten sind. Auch in einer aktuellen US-amerikanischen Stichprobe an 2000 Frauen im Alter von 14 bis 59 Jahren war die Prävalenz der HPV-Typen 16 und 18 deutlich niedriger als bislang vermutet.[72]

---

[69] Vgl. o. V., HPV-Impfstoff Gardasil, 2007, S. 57.
[70] Vgl. Ebd., S. 57.
[71] Vgl. Ebd., S. 57.
[72] Vgl. Ebd., S. 57.

Ferner gibt es entgegen der Annahme der Ständigen Impfkommission Hinweise auf ein Replacement. In beiden Future-Studien und zwei Metaanalysen wird bei geimpften Frauen eine konsistent numerisch höhere Anzahl an Läsionen belegt, die auf andere als die in Gardasil enthaltenen HPV-Typen zurückzuführen sind, als in der Placebogruppe.[73]

Auswirkungen der HPV-Impfung auf die Gesamtzahl höhergradiger Dysplasien über einen längeren als den bisher untersuchten Zeitraum können in kontrollierten Studien nicht mehr geklärt werden, da vor Monaten damit begonnen wurde, die Placebogruppen der Future-Studien ebenfalls zu impfen. Für die Per-Protokoll-Population, welche die Zielgruppe - junge Frauen, ohne erstmaligen Geschlechtsverkehr - repräsentieren fehlen in Publikationen und Metaanalysen die Angaben zur Gesamtrate der Zervixdysplasien. Ohne diese Daten lassen sich allerdings weder der Nutzen der Impfung noch die Bedeutung anderer onkogener HPV-Typen bewerten.[74]

Hinsichtlich der Schutzdauer der Vakzine gibt es aufgrund der kurzen Laufzeit der Studien noch keine genauen Angaben. Mathematischen Berechnungen zufolge schätzt der Impfstoffvertreiber Sanofi Pasteur MSD die Wirkdauer ungünstigstenfalls auf zwölf Jahre bei bis zu 50% der Betroffenen. Eine lange Wirkzeit ist in sofern relevant, als bei jungen Frauen eine HPV-Infektion wesentlich besser ausheilt als bei älteren Frauen. Ein weiteres Risiko wird darin gesehen, dass die Infektion mit den Niedrigrisiko-Typen 6 und 11, die durch die Impfung mit Gardasil verhindert wird, möglicherweise vor Karzinomen der Hochrisiko-Typen schützt. Dann würde Gardasil die Karzinomentstehung sowohl verhindern als auch begünstigen. Ferner trat in einer Studie der Verdacht auf, dass die Impfung mit Gardasil bei vorher bestandener oder bestehender Infektion mit den HPV-Typen 16 und 18 die Entwicklung von Dysplasien begünstigen könnte. Eine Routinetestung auf diese Hochrisiko-Typen vor jeder Impfung ist bislang allerdings nicht vorgesehen.[75]

---

[73] Vgl. o. V., HPV-Impfstoff Gardasil, 2007, S. 57 f.
[74] Vgl. Ebd., S. 58.
[75] Vgl. Hirte, M., Die HPV-Impfung, 2007, S. 26 f.

### 3.3.3 Verträglichkeit

Als unerwünschte Nebenwirkung der Impfung mit Gardasil ist sehr häufig mit Lokalreaktionen an der Injektionsstelle wie Schmerz (84%), Schwellung und Rötung (jeweils 25%) sowie Juckreiz (3%) zu rechnen. Bis zu 8% der Ereignisse werden als schwerwiegend eingestuft und etwa 14% entwickeln Fieber. In seltenen Fällen sind zudem in Verbindung mit der Impfung Bronchospasmus, Urtikaria sowie unspezifische Arthritis beschrieben.[76] In der Impfgruppe wurden Gelenkentzündungen und rheumatische Erkrankungen dreimal häufiger beobachtet als in der Placebogruppe.[77]

Unter der Gabe von Ceravix sind folgende Störwirkungen belegt: 91% der Probandinnen klagen über Schmerzen an der Injektionsstelle, die 16% in ihren Alltagsaktivitäten behindert. Bei 40% treten lokale Schwellung und/oder Rötung auf und es kommt häufig zu Müdigkeit (58%), Kopfschmerz (54%), Myalgie (52%), Arthralgie (21%) und gastrointestinalen Beschwerden (28%) sowie Fieber (12%), Urtikaria und Hautausschlag (je 10%). Die Inzidenz unerwünschter schwerwiegender Reaktionen (je 3,5%) und neu auftretender autoimmuner oder chronischer Erkrankungen (je 1,5%) ist unter Cervarix und Hepatitis-A-Impfstoff etwa identisch. Schwangerschaften von Frauen, die 30 bis 45 Tage nach der letzen Regel mit Cervarix geimpft wurden, endeten mit 11% häufiger mit einem Spontanabort als nach einer Hepatitis-A-Impfung (5%). In der Literatur sind laut europäischer Arzneimittelbehörde Raten zwischen 12% und 22% beschrieben. Grundsätzlich können mögliche Effekte der HPV-Impfung auf Schwangerschaften derzeit schwer beurteilt werden, weil in allen Studien ein Konzeptionsschutz vorgeschrieben war und die Zahl der Schwangerschaften daher gering ist.[78]

Von einer US-amerikanischen Verbraucherschutzorganisation wurden in der Zeit von Juli 2006 bis Mai 2007 1.637 unerwünschte Reaktionen nach der Impfung mit Gardasil gemeldet, von denen 371 als ernsthafte

---

[76] Vgl. o. V. Epidemiologisches Bulletin Nr. 12, 2007, S. 99.
[77] Vgl. Hirte, M., Die HPV-Impfung, 2007, S. 28.
[78] Vgl. o. V., Zweiter HPV-Impfstoff Cervarix, 2007, S. 103.

Störungen zu bezeichnen sind. Zu den gemeldeten Beschwerden gehören Kopfschmerzen, Gelenkschmerzen, Schwindel, vorübergehender Sehverlust, Sprechstörung, Kollaps, Gefühlsstörungen, Gesichtsmuskellähmung, Guillain-Barré-Syndrom und Krampfanfälle sowie drei Todesfälle.[79] Laut Angaben des Centers of Disease Control and Prevention sollen zwei junge Frauen an thromboembolischen Reaktionen verstorben sein, die allerdings auch durch die von beiden Frauen parallel eingenommenen oralen Kontrazeptiva ausgelöst worden sein könnten. Ein Mädchen starb an einer Myokarditis, die bereits vor der Impfung bekannt war. Aus Australien liegen Berichte über Schwindel, Ohnmacht Übelkeit und temporäre Lähmungserscheinungen vor, die von Behörden und Ärzten als Reaktion auf die Impfung interpretiert werden und nicht auf den Impfstoff zurückgeführt werden.[80]

### 3.3.4 Integration in nationale Impfprogramme

Trotz der in der Fachwelt umstrittenen Datenlage, beispielsweise hinsichtlich des klinischen Nutzens sowie fehlender Langzeitdaten, wurde die Vakzine in vielen Ländern bereits in die nationalen Impfprogramme aufgenommen.[81]
Entsprechend der Empfehlung der Ständigen Impfkommission hat der Gemeinsame Bundesausschuss die Aufnahme der HPV-Impfung in die Schutzimpfungs-Richtline[82] beschlossen. Da die Schutzimpfungs-Richtlinie den Umfang der im SGB V festgelegten Leistungspflicht der gesetzlichen Krankenkassen konkretisiert, ist die HPV-Impfung damit ab dem 01.07.2007 eine Pflichtleistung der gesetzlichen Krankenversicherung (vgl. §§ 20d Abs. 1 und 92 Abs. 1 Satz 1 Nr. 15 SGB V[83] i. V. m. der Schutzimpfungs-Richtlinie). Noch vor

---

[79] Vgl. Hirte, M., Die HPV-Impfung, 2007, S. 28 f.
[80] Vgl. o. V., HPV-Impfstoff Gardasil, 2007, S. 58.
[81] Vgl. Ebd., S. 57.
[82] In der Fassung vom 18.10.2007, BAnz. 2007, Nr. 224, S. 8154.
[83] SGB V, BGBl. I 1988 S. 2477, zuletzt geändert durch GKV-WSG, BGBl. I 2007 S. 378.

Veröffentlichung der Impfempfehlung der Ständigen Impfkommission und dem Beschluss des Gemeinsamen Bundesausschusses hatten bereits mehrere Krankenkassen eine Kostenübernahme der HPV-Impfung signalisiert. Die Techniker Krankenkasse beispielsweise kündigte an, die Impfkosten für 11- bis 18-jährige und die AOK für 9- bis 17-jährige Mädchen zu übernehmen.[84]

In Spanien werden die Kosten der HPV-Impfung vom nationalen Gesundheitssystem vorerst nicht übernommen, weil das Gesundheitsministerium die Wirksamkeit für unzureichend belegt hält. Die Behörde hat zunächst weitere Untersuchungen gefordert, von deren Ergebnissen sie die Aufnahme in das nationale Impfprogramm abhängig macht. Die Studien sollen die Prävalenz der Viren in Spanien, die Kosten-Nutzen-Relation und die Auswirkungen präventiver Impfprogramme abklären. Ergebnisse -und damit auch eine Entscheidung- werden frühestens in drei Jahren erwartet. Auf Druck von Lobbyisten kündigte das Ministerium eine Entscheidung für Ende 2007 an.[85] Ähnliche Daten liegen für die Niederlande und Österreich vor. Während in Österreich die Krankenkassen vorerst zurückhaltend mit der Finanzierung der Vakzine sind, weil ihnen evidenzbasierte Daten sowie Langzeitstudien fehlen, wird versucht, die EntscheidungsträgerInnen im Bundesministerium für Gesundheit und der Sozialversicherung mittels einer großen Kampagne mit Online-Unterschriftenlisten zu einer Kostenübernahme zu bewegen. Recherchen des Frauengesundheitszentrums ergaben, dass diese Kampagne die PR-Firma durchführte, die auch für das Pharmaunternehmen Sanofi Pasteur MSD arbeitet, Rückfragen zur Finanzierung der Kampagne blieben allerdings unbeantwortet.[86] Seit in den Niederlanden eine Entscheidung erst für das Jahresende 2007 angekündigt wurde, versucht Sanofi Pasteur MSD mit einer

---

[84] Vgl. o. V., Preisnachlass für HPV-Impfstoff Gardasil in Australien, 2007, S. 15.
[85] Vgl. o. V., Vorerst keine Erstattung von Gardasil in Spanien, 2007, S. 70.
[86] Vgl. Groth, S., Impfung gegen HPV und gegen Gebärmutterhalskrebs, Stand: 23.10.2007 (Internet).

„gigantischen Werbekampagne"[87] über die Gefahren von HP-Viren in Radio und anderen Medien Druck auszuüben.[88]

In den USA wird aktuell die Möglichkeit einer Pflichtimpfung diskutiert. Viele US-amerikanische Staaten fordern bereits die Impfung aller 11- bis 12-jährigen Mädchen als Voraussetzung für den Schulbesuch, was der als „massiv" betitelten Lobbyarbeit des Gardasil-Herstellers Merck zugeschrieben wird.[89] Da Merck wegen der ebenfalls zunehmenden Opposition in den USA um den Leumund seines Produktes Gardasil fürchten soll, kündigte der Pharmahersteller inzwischen an, sein Engagement für die Pflichtimpfung herunterzufahren.[90]

Australien lehnte eine Integration der Impfung in das nationale Impfprogramm zunächst wegen der fehlenden Langzeitdaten und des hohen Preises ab.[91] Aufgrund von Zugeständnissen wie einem über 25%igen Preisnachlass des australischen Gardasil-Vertreibers CSL wird die Aufnahme inzwischen jedoch empfohlen. Für den Fall, dass sich innerhalb der nächsten 20 Jahre die Notwendigkeit einer Auffrischungsimpfung herausstellt, erklärt sich CSL darüber hinaus zu einer „substanziellen"[92] Partizipation bereit und beteiligt sich ferner an den Kosten eines nationalen Registers zur Kontrolle der Folgen der HPV-Impfung.[93]

## 4 Ökonomische Aspekte

### 4.1 Früherkennungsuntersuchung

Die Vergütungen der an der vertragsärztlichen Versorgung teilnehmenden Ärzte werden von den Landesverbänden der Krankenkassen und den Verbänden der Ersatzkassen mit den

---

[87] O. V., HPV-Impfstoff Gardasil, 2007, S. 57.
[88] Vgl. o. V., HPV-Impfstoff Gardasil, 2007, S. 57.
[89] Vgl. Ebd., S. 57.
[90] Vgl. Hirte, M., Die HPV-Impfung, 2007, S. 26 f.
[91] Vgl. o. V., HPV-Impfstoff Gardasil, 2006, S. 117.
[92] O. V., Preisnachlass für HPV-Impfstoff Gardasil in Australien, 2007, S. 15.
[93] Vgl. o. V., Preisnachlass für HPV-Impfstoff Gardasil in Australien, 2007, S. 15.

Kassenärztlichen Vereinigungen durch Gesamtverträge geregelt. Nach Maßgabe dieser Gesamtverträge entrichtet die Krankenkasse eine Gesamtvergütung an die jeweilige Kassenärztliche Vereinigung mit befreiender Wirkung. Verantwortlich für die Verteilung der Gesamtvergütung an die Vertragsärzte ist die Kassenärztliche Vereinigung unter Berücksichtigung von Punktwerten, Honorarverteilungsmaßstab und dem einheitlichen Bewertungsmaßstab. Dieser einheitliche Bewertungsmaßstab bestimmt den Inhalt der abrechnungsfähigen Leistungen und ihr wertmäßiges, in Punkten ausgedrücktes Verhältnis zueinander (vgl. §§ 82 ff SGB V).

Gemäß dem einheitlichen Bewertungsmaßstab für die Arztgruppe der Frauenärzte sind unter Punkt 1.7.2 Untersuchungen zur Früherkennung von Krankheiten bei Erwachsenen abrechnungsfähig. Demnach sind unter Nr. 01730 die Untersuchung zur Krebsfrüherkennung bei Frauen gemäß Abschnitt B. 1. der Krebsfrüherkennungsrichtlinien mit 375 Punkten und unter Nr. 01733 die zytologische Untersuchung gemäß Abschnitt B. 2. der Krebsfrüherkennungs-Richtlinien mit 165 Punkten berechnungsfähig (vgl. KBVArztgruppen-EBM Frauenarzt[94]). Der Punktwert für das zweite Quartal 2007 beträgt für Präventionsleistungen je nach Kassenart zwischen 4,4756 und 4,9918 Cent/Quote in Prozent.[95] Damit entstehen dem deutschen Gesundheitssystem Kosten in Form der ärztlichen Vergütung zwischen 24,17 und 26,96 Euro pro Behandlungsfall.

Die Kosten für den HPV-Test, dessen Aufnahme ins Früherkennungsprogramm der Gemeinsame Bundesausschuss berät (vgl. Gliederungspunkt 3.2), wird als individuelle Gesundheitsleistung, die von der Patientin selbst finanziert werden muss, zu einem Preis von etwa 63,00 Euro angeboten.[96]

---

[94] In der Fassung vom 26.09.2007 nach Beschluss der 135. Sitzung des Bewertungsausschusses.
[95] Vgl. o. V., HVV-Punktwerte 2/2002, Stand: 09.12.2007 (Internet).
[96] Vgl. o. V., IGel-Leistungen mit Preisen in der Gynäkologie-Vorsorge, Stand: 10.12.2007 (Internet).

**4.2 HPV-Impfung**

Die beiden Impfstoffe Gardasil und Cervarix werden in Deutschland zum gleichen Preis von 159,06 Euro je Fertigspritze angeboten. Die Kosten einer Grundimmunisierung (drei Spritzen) betragen demnach 477,18 Euro. Bei Abnahme einer Packungsgröße mit dem Inhalt von zehn Spritzen zu einem Preis von 1.438,81 Euro lassen sich bei beiden Impfstoffen 10% einsparen.[97] Damit kostet die HPV-Impfung ein Vielfaches der Früherkennungsuntersuchung.

Eine Grundimmunisierung eines Mädchenjahrgangs in Deutschland - etwa 400.000 Mädchen[98] - kostet Berechnungen zufolge ca. 200 Millionen Euro, was die Ausgaben der gesetzlichen Kranken- versicherung um ca. 0,8% erhöht. Beim Erzielen einer theoretischen Durchimpfungsrate von 100% könnten durch die Impfung 70% der jährlich ca. 6.500 auftretenden Erkrankungsfälle, d. h. etwa 4.500 verhütet werden. Die Kosten pro verhüteten Fall betragen dann 44.000 Euro und ein verhinderter Todesfall kostet analog 160.000 Euro.[99] Von einer 100%igen Impfbeteiligung wird in der Praxis aufgrund der bisherigen Inanspruchnahmeraten bei Präventionsangeboten allerdings nicht ausgegangen. Wäre die Früherkennung in Deutschland ähnlich offizient wie in Schweden oder Großbritannien, lägen die Kosten pro vermiedenem Krankheits- oder Todesfall noch etwa 30% höher. Ferner können Folgekosten für Auffrischungsimpfungen bei derzeitigem Forschungsstand nicht ausgeschlossen werden.[100]

Im internationalen Vergleich kostet der Impfstoff für drei Injektionen in Deutschland und Österreich mit 477 beziehungsweise 465 Euro fast das Doppelte wie in den USA mit umgerechnet etwa 275 Euro.[101] Nach dem in Australien gewährten Preisnachlass kostet dort eine Injektion

---

[97] Vgl. o. V., Zweiter HPV-Impfstoff Cervarix, 2007, S. 101.
[98] Vgl. o. V., Zusammenfassende Übersichten – 1 Eheschließungen, Geborene und Gestorbene, Stand: 03.12.2007 (Internet).
[99] Vgl. Rosenbrock, R., HPV-Impfung, Stand: 05.12.2007 (Internet).
[100] Vgl. Ebd.
[101] Vgl. o. V., HPV-Impfstoff Gadasil, 2006, S. 117.

160 australische Dollar, was etwa 96 Euro und damit 288 Euro für eine Grundimmunisierung entspricht.[102]


# 5 Resümee

Gebärmutterhalskrebs ist eine in Deutschland eher seltene Erkrankung, trotz einer häufig vorkommenden HPV-Infektion, zu deren Prävention seit Ende 2006 erstmals einen Impfstoff existiert. Aufgrund der bisherigen Datenbasis bleibt der Nutzen der Impfung in der Fachwelt umstritten. Insofern besteht die Forderung nach der Begleitung der Impfung durch eine industrieunabhängige placebokontrollierte Studie, in der Wirksamkeit und Nebenwirkungen laufend aktiv dokumentiert und evaluiert werden.[103] Angesichts der Preisrabatte in Australien sollte geprüft werden, ob die Hersteller auch im europäischen Markt verhandlungsbereit sind.

Insgesamt bietet sich aufgrund der bisher eher als bescheiden bezeichneten Studienergebnisse zum Impfnutzen[104] an, zunächst die Früherkennungsuntersuchung auf Gebärmutterhalskrebs in ihrer Qualität und Reichweite zu verbessern, insbesondere bei dem bestehenden Ungleichgewicht der Inanspruchnahme von Präventionsleistungen zwischen den Gesellschaftsschichten. Die die Steigerung der Inanspruchnahme von Präventionsleistungen ist ferner relevant, weil die Impfung die Früherkennungsuntersuchung nicht ersetzt sondern lediglich ergänzt. Ferner muss derzeit davon ausgegangen werden, dass es auch ein Ungleichgewicht bei der Inanspruchnahme der HPV-Impfung geben wird.[105]

Angesichts knapper Ressourcen und der Diskussion zur Finanzierbarkeit des Gesundheitssystems erscheint eine teure

---

[102] Vgl. o. V., Preisnachlass für HPV-Impfstoff Gardasil in Australien, 2007, S. 15.
[103] Vgl. Groth, S., Impfung gegen HPV und gegen Gebärmutterhalskrebs, Stand: 23.10.2007 (Internet).
[104] Vgl. o. V., HPV-Impfstoff Gardasil, 2007, S. 57.
[105] Vgl. Groth, S., Impfung gegen HPV und gegen Gebärmutterhalskrebs, Stand: 23.10.2007 (Internet), vgl. Rosenbrock, R., Die HPV-Impfung, Stand: 05.12.2007 (Internet).

Durchimpfung von Jugendlichen bei der derzeitigen Datenlage zur Qualität des Impfschutzes nicht sinnvoll. Vor dem Hintergrund des jüngst in den Medien aufgearbeiteten Contergan-Vorfalls birgt die HPV-Impfung aufgrund der nicht abschätzbaren Spätfolgen - eventuell beträchtliche und nicht ausschließlich individuelle - unkalkulierbare Restrisiken. So birgt z. B. eine Fertilitätsstörung als mögliche Spätfolge der Impfung bei komplett durchimpften Mädchenjahrgängen auch ein volkswirtschaftliches Risiko.

Bis zur abschließenden Klärung zur Sicherheit des Impfstoffes bleibt den betreffenden Frauen und Mädchen beziehungsweise den Eltern lediglich eine individuelle Nutzen-Risiko-Abwägung unter Berück-sichtigung der Datenlage und der existierenden Alternative der Früherkennungsuntersuchung.

# Literaturverzeichnis

Arbeitskreis Frauengesundheit (Hrsg.), Stellungnahme des AKF zur
HPV-Impfung zur Verhinderung von Gebärmutterhalskrebs
(November 2007), http://www.akf-info.de/conpresso/_data/
Stellungnahme_des _AKF_zur_HPV_1.pdf, Stand: 07.12.2007.

Claassen, Margret, Göttsching-Krusche, Gabriele, Horstmann, Katia,
Schulze-Stadler, Sigrun, Bauer, Edith, Stellungnahme des
AKF zur HPV-Impfung zur Verhinderung von Gebärmutterhalskrebs (Mai 2007), http://www.frauenbeauftragte.de/akt2007/Info
%20hpv-mpfung%20akf-stellungnahme_.pdf, Stand: 05.12.2007.

Groth, Sylvia, Impfung gegen HPV und gegen Gebärmutterhalskrebs,
http://www.fgz.co.at/fileadmin/hochgeladene_dateien/bilder/
themen/Gebaermutter/2310_HPV_LANG.pdf, Stand: 23.10.2007.

Hillemanns, Peter, Schneller als das Virus! Die Impfung gegen Gebärmutterhalskrebs, Frankfurt, 2007.

Hillemanns, P., Mehlhorn, G., Rinnau, F., Soergel, P., Beckmann, M.,
GebFra-Refresher HPV-Infektion: Impfung, Diagnostik und
Therapie, Stuttgart, 2007.

Hirte, Martin, Die HPV-Impfung, in: Impfreport, Nr. 26/27, 01./02.2007.

Jahn, Ingeborg, Eberle, Andrea, Niehues, Christiane, Birn, Anjuli,
Horch, Kerstin, Gebärmuttererkrankunen - Gesundheitsberichterstattung des Bundes Heft 37, Berlin, 2007.

Kassenärztliche Bundesvereinigung, HVV-Punktwerte 2/2007,
http://www.kvn.de/kvn/content/internet/kvs/hauptgeschaefts
stelle/04/04/025/pktWerte022007.pdf, Stand 09.12.2007.

Mittendorf, Thomas, Nocon, Marc, Roll, Stephanie, Mühlberger, Nikolai, Sroczynski, Gaby, Siebert, Uwe, Willich, Stefan N., Graf von der Schulenburg, J.-Matthias, HPV-DANN-Diagnostik zur Zervixkarzinomfrüherkennung, Köln, 2007.

O. V., HPV-Impfstoff Gardasil, in: Arznei-Telegramm, Nr. 12, 12.2006.

O. V., HPV-Impfstoff Gardasil: Nutzen zu hoch eingeschätzt?, in: Arznei-Telegramm, Nr. 6, 06.2007.

O. V., IGel-Leistunen mit Preisen in der Gynäkologie, http://www.igel-verzeichnis.de/igel_preise_gyn.htm, Stand: 10.12.2007.

O. V., Preisnachlass für HPV-Impfstoff Gardasil in Australien, in: Arznei-Telegramm, Nr. 1, 01.2007.

O. V., Vorerst keine Erstattung von Gardasil in Spanien, in: Arznei-Telegramm, Jg. 38:70, 2007.

O. V., Zweiter HPV-Impfstoff Ceravix, in: Arznei-Telegramm, Nr.11, 09.11.2007.

Pro Familia Bundesverband (Hrsg.), Familienplanungsrundbrief Nr. 4, Frankfurt am Main, 2003.

Pro Familia Bundesverband (Hrsg.), Familienplanungsrundbrief Nr. 2, Frankfurt am Main, 2007.

Robert Koch-Institut (Hrsg.), Epidemiologisches Bulletin Nr. 12, Berlin, 23.03.2007.

Robert Koch-Institut (Hrsg.), Gesundheitsberichterstattung des Bundes, Gesundheit in Deutschland – Zusammenfassung, Berlin, 2006.

Rosenbrock, Rolf, Die HPV-Impfung – ein Durchbruch in der Krebs-
Prävention?, http://www.forum-gesundheitspolitik.de/dossier/
PDF/Rosenbrock-HPV-Impfung.pdf, Stand: 05.12.2007.

Schneider, A., Dürst, M.,Jochmus, I., Gissmann, L., Epidemiologie,
Ätiologie und Prävention des Zervixkarzinoms, in: Der Gynäko-
loge, Nr. 32, 04.1999.

Statistisches Bundesamt (Hrsg.), Zusammenfassende Übersichten,
1 Eheschließungen, Geborene und Verstorbene - Deutschland,
http://www.destatis.de/jetspeed/portal/cms/Sites/Destatis/Internet
/DE/Content/Statistiken/Bevoelkerung/EheschliessungenSchei
dungen/Tabellen/Content100/EheschliessungenGeboreneGestor
bene,property=file.xls, Stand: 03.12.2007.

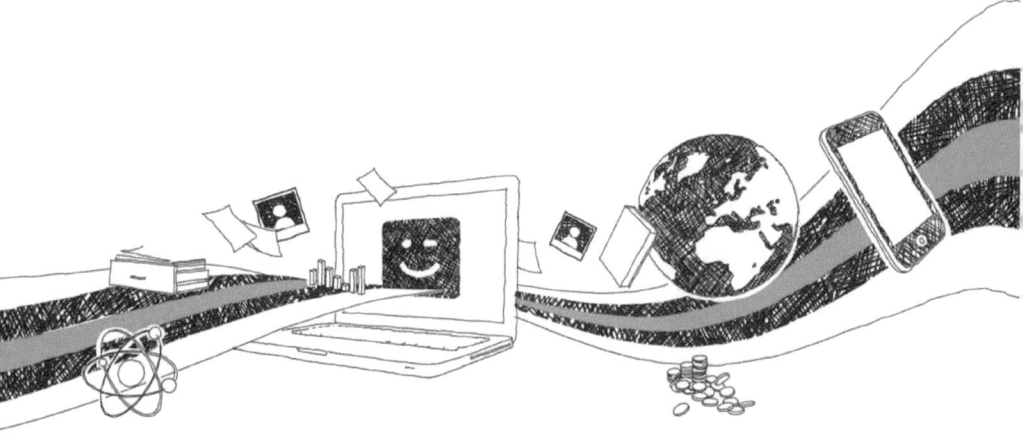
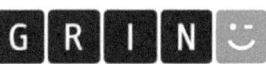